LES EAUX-BONNES

CONSIDÉRÉES

COMME STATION D'ALTITUDE

PAR

le Dr Marcellin CAZAUX

Ancien Président de la Société d'hydrologie et de climatologie médicales
Médaille d'Or de l'Académie de médecine
Chevalier de la Légion d'Honneur, officier d'Académie, etc.
Médecin consultant aux Eaux-Bonnes (Basses-Pyrénées)

PARIS

OCTAVE DOIN, ÉDITEUR

8, Place de l'Odéon, 8

1905

LES EAUX-BONNES

CONSIDÉRÉES

COMME STATION D'ALTITUDE

PAR

le Dr Marcellin CAZAUX

Ancien Président de la Société d'hydrologie et de climatologie médicales
Médaille d'Or de l'Académie de médecine
Chevalier de la Légion d'Honneur, officier d'Académie, etc.
Médecin consultant aux Eaux-Bonnes (Basses-Pyrénées)

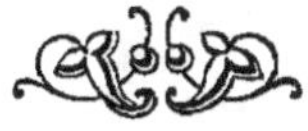

PARIS

OCTAVE DOIN, ÉDITEUR

8, Place de l'Odéon, 8

—

1905

LES EAUX-BONNES

CONSIDÉRÉES COMME STATION D'ALTITUDE

PAR

le Docteur Marcellin CAZAUX

Météorographie

Nous avons eu l'occasion de parler de l'air de la montagne comme agent thérapeutique, soit à la Société d'Hydrologie et Climatologie (1), soit au Syndicat des Médecins des Stations Pyrénéennes (2) ; nous avons étudié les avantages et les inconvénients de chacun des trois groupes d'altitude de la classification généralement adoptée.

Nous nous proposons aujourd'hui d'entrer dans quelques détails au sujet de la ville balnéaire où une longue pratique nous a permis de noter les faits météorologiques essentiels.

Les Eaux-Bonnes, dont le méridien passe

(1) Des altitudes en médecine, 7 avril 1902.
(2) Les stations d'altitude estivales dans les Pyrénées, 25 septembre 1904.

à 2°45' ouest de celui de Paris, sont situées dans les Pyrénées occidentales, à la latitude de 43°, c'est-à-dire dans la zone tempérée ; c'est une circonstance à retenir, mais sans trop y insister, car, dans les contrées à grands reliefs du sol, il y a d'autres données si multiples et si importantes que la latitude n'a plus qu'une influence secondaire dans la résultante finale atmosphérique.

C'est, à vrai dire, l'élévation au-dessus du niveau de la mer, qui joue le rôle capital dans les différents climats de montagne et sert même à les désigner :

1° Altitudes inférieures ou subalpines ou intermédiaires................ 400 à 1.200 m.
2° Altitudes alpines ou proprement dites.......................... 1.200 à 2.000 m.
3° Altitudes supérieures, au-dessus de............................ 2.000

Les Eaux-Bonnes, à 750 mètres, prennent place dans le premier groupe, celui des altitudes intermédiaires, dont elles peuvent être regardées comme un type des plus complets tant au point de vue météorologique qu'au point de vue thérapique.

Le professeur Martins ayant noté un refroidissement de 1° par 141 mètres d'élévation, la température de ce vallon devrait être de 5° inférieure à celle de la plaine, et de fait, le chiffre réel ne s'écarte pas beaucoup du chiffre théorique, bien qu'il intervienne divers autres éléments, tels que la direction des vents, l'état du ciel, le dessin capricieux des cimes et des cols, le voisinage des cours d'eau et des forêts, etc.

La température de la station a été calculée pendant vingt-quatre ans par le naturaliste Gaston Sacaze qui donne 10°5 comme moyenne annuelle. Celle-ci n'ayant qu'une importance très relative pour une ville balnéaire et climatique d'été, nous prendrons surtout note de la moyenne des quatre mois de belle saison (juin à septembre) qui se trouve osciller, selon les années, entre 18 et 22°.

Les observations faites par le D\ :superscript:`r` Schnepp en 1864 lui fournirent des résultats approximatifs ; il fixe les moyennes suivantes :

Juin............	14°35
Juillet.........	18°94
Août...........	20°04
Septembre......	15°64

qui sont inférieures à celles du précédent, mais il faut remarquer qu'elles ne reposent que sur les données d'une seule saison.

Nous avons pris nous-même des relevés thermométriques, mais sur lesquels on ne peut baser une moyenne des vingt-quatre heures, puisque nous avons simplement noté la température à deux moments de la journée, neuf heures du matin et deux heures du soir. Les

chíffres obtenus ne peuvent donc pas servir à
des travaux scientifiques purs ; ils peuvent, en re-
vanche, donner des indications utiles au médecin
praticien à qui il importe surtout de connaître
l'état de l'atmosphère aux heures où le malade
vit au dehors.

Il résulte de ces relevés que la moyenne de
plein jour serait de 18° environ en juin, 19° en
juillet et août et 16° en septembre. Ces
moyennes peuvent varier de 1 à 2° d'une année
à l'autre, selon le nombre de fois où souffle le
vent du sud ou vent d'autan, c'est-à-dire, le
siroco qui vient mourir le long de la chaîne
pyrénéenne. Ce météore, qui se confond, pen-
sons-nous, avec le *fœhn* des Alpes et qui peut
encore, bien que refroidi dans sa longue
course, faire monter le thermomètre à 27 ou
28° et même plus, ne fait d'ailleurs que de
rares apparitions.

Il n'est jamais violent, pas plus que les au
tres vents, car la gorge du Valentin est pro-
tégée par une ceinture orographique presque
continue :

Le Sud-Ouest, qui s'est chargé des vapeurs
de l'Océan, vient former sur les flancs de nos
monts ces cumulo-stratus plus ou moins denses
qu'il n'est pas rare de voir se résoudre en
pluie. — Le Sud-Est et l'Est, assez fréquents,
sont d'autant plus frais qu'ils ont passé sur les
crêtes neigeuses du Ger et de La Latte. — Le

Nord-Nord-Est et le Nord sont brisés et
adoucis par le grand rempart de la Montagne-
Verte. — Enfin le Nord-Nord-Ouest et le Nord-
Ouest soufflent légèrement un jour sur trois en
suivant la brisure de la Vallée d'Ossau; arrêtés
par les montagnes de Laruns et le Gourzy, ils
prennent le chemin de notre vallon où ils sont
les bienvenus en juillet et août.

N'oublions pas de mentionner les brises pé-
riodiques, c'est-à-dire, ces courants ascendants
diurnes et descendants nocturnes décrits par
Fournet pour la première fois : le soleil, à son
lever, touchant de meilleure heure et de plus
près les cimes et les hauts plateaux, l'air plus
froid d'en bas s'élève vers ces régions. Le con-
traire arrive la nuit : les pics se refroidissant
plus vite à cause de la hauteur et du moindre
approvisionnement de chaleur diurne, il se produit un courant descendant. Ces brises, pour
ainsi dire constantes, modèrent les brusques
changements de température.

Si nous passons à l'étude de la *pression
atmosphérique*, nous rappellerons que cette
pression est représentée au bord de la mer par
une colonne mercurielle de 763 millimètres, et,
à Paris, par une colonne mercurielle de 760 millimètres, à la température de 12°5. A mesure
que nous nous élevons au-dessus du niveau de
la mer et, par conséquent, au-dessus des couches inférieures de l'atmosphère, le poids de

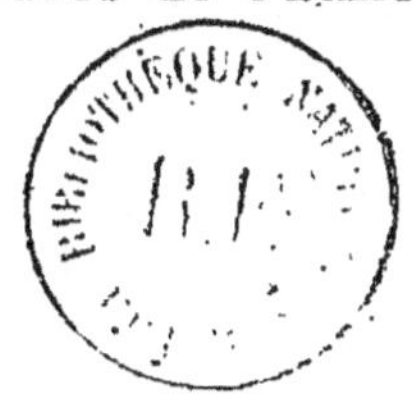

celle-ci doit nécessairement diminuer et le baromètre doit descendre ; c'est, en effet, ce qui se produit : Schnepp a constaté que, aux Eaux-Bonnes, le baromètre de Fortin baissait de 1 millimètre environ pour 13 mètres d'élévation ; sa moyenne annuelle devrait donc être de 703 millimètres, mais comme il n'a observé que pendant une saison, il nous donne comme moyenne de quatre mois le chiffre de 700 millimètres 38. De Pietra-Santa, ayant opéré dans les mêmes conditions, est parvenu à des résultats à peu près identiques, 700 millimètres. Quant à Gaston Sacaze, qui avait eu la faculté de déduire une vraie moyenne annuelle, il avait obtenu la hauteur barométrique de 703 millimètres déjà fournie par le calcul ; cette hauteur barométrique, déduite de l'observation, aurait suffi d'ailleurs pour nous faire connaître l'altitude de notre station et la diminution du poids qui presse sur la périphérie de notre corps, soit approximativement 400 kilogrammes sur un total de 15.500 kilogrammes que supporte en plaine un homme de moyenne grosseur et de taille ordinaire, mesurant un mètre carré et demi en surface.

Ajoutons, entre parenthèses, que nous serions incapables de résister à une aussi énergique poussée, si les fluides élastiques contenus dans nos humeurs ne réagissaient à leur tour pour maintenir l'équilibre.

Comme instrument de prédictions météoro-logiques, le baromètre est moins précis au milieu des montagnes que dans les contrées plates. S'il monte ou descend lentement et uni-formément, c'est signe de beau temps ; s'il subit des variations brusques, surtout en bais-sant de plusieurs millimètres, il faut s'attendre à la pluie ou à un orage ; car un abaissement de la colonne mercurielle est d'ordinaire pro-voqué dans notre pays par le vent du sud-ouest qui, à la fois, échauffe et dilate l'air et le sature des vapeurs qu'il a empruntées à l'Océan, comme nous l'avons expliqué.

Au point de vue *hygrométrique*, si la lati-tude entrait seule en jeu, le pluviomètre nous donnerait une colonne à peine plus élevée que celle de Bordeaux, soit $0^m,65$; mais il n'en est pas ainsi et, par suite de conditions physiques et topographiques concourant au même but, Gaston Sacaze a noté, comme moyenne an-nuelle, une hauteur de $1^m,54$. La station est, en effet, située à une altitude où la vapeur d'eau de l'atmosphère se trouve à une tension assez élevée ; et de plus, elle est enfoncée dans une gorge dont les parois couvertes d'une puissante végétation retiennent les vésicules aqueuses ; elle est baignée par un impétueux torrent dont les eaux glaciales refroidissent les vents relativement chauds d'ouest et de sud-ouest et rapprochent le point de saturation.

L'autre cause la plus ordinaire de formation des brouillards se rencontre lorsque le sol humide est plus échauffé que l'air, et se trouve réalisée dans la plupart des stations subalpines : les courants descendants nocturnes refroidissent les couches atmosphériques plus vite que la terre elle-même ; alors les vapeurs émises par celle-ci, traversant un milieu plus frais, se condensent et s'agglomèrent. Au lever du jour, elles se dissipent ou bien montent sous l'influence des courants ascendants diurnes, pour aller constituer les nuages des hautes régions ; ces nuages eux-mêmes disparaissent par l'effet de la chaleur solaire et des vents, ou se résolvent en pluie, parfois sous la forme d'averses accompagnées d'éclairs et de tonnerre. Ces orages n'ont rien de bien terrible et ont plutôt l'avantage de décharger l'électricité des nuages, souvent excitante pour les malades nerveux.

Ajoutons que la colonne pluviométrique *annuelle* importe peu pour une ville d'été ; nous n'avons à tenir compte de l'état hygrométrique que dans les quatre mois de la saison : les moyennes mensuelles fournies au docteur Schnepp par l'hygromètre à cheveu oscillent entre les divisions 56 et 76 du cadran ; cette humidité n'a rien d'exagéré ; elle est favorable, à notre avis, à l'immense majorité des valétudinaires justiciables du climat et des sources des Eaux-Bonnes.

Nous n'avons pas à nous occuper des météores secondaires, *rosée, serein, givre*, qui n'offrent ici rien de particulier, pas plus que de cette légère couche de neige qui, deux ou trois fois en été, à la suite de pluie prolongée, se montre sur le pic de Ger et quelques crêtes élevées ; elle n'a d'autre effet que de rafraîchir l'atmosphère pendant une journée ou même une fraction de journée.

Quant à la chaleur et à la lumière trop vives, il est toujours facile de s'y soustraire en restant simplement à l'ombre du Parc ou en prenant le chemin de la forêt de Gourzy par les promenades Grammont et Jacqueminot ou de la forêt de La Coume d'Aas par la promenade du Gros-Hêtre. Il y a là une riche végétation de chênes, de hêtres et de sapins au pied desquels il est aisé de faire une abondante récolte de fleurs des plus précieuses par la variété des formes et l'éclat des couleurs ; ne pouvant citer les innombrables plantes d'herbier, rappelons seulement quelques plantes médicinales : la belladone, la digitale, la série des labiées (sauge, menthe, romarin, etc.) et surtout l'arnica et l'aconit qui donnent les alcoolatures renommées.

Physiologie

La station Eaux-Bonnaise, comprise dans les altitudes subalpines, ne suscite pas de grandes modifications dans la marche des appareils organiques ; néanmoins, les expériences de Miescher et de Sellier, rapportées par nous dans le mémoire cité plus haut, ont démontré que le chiffre des globules rouges croissait de manière notable chez les animaux qui s'élèvent simplement de 450 à 950 mètres ; d'où augmentation de l'hémoglobine destinée à fixer l'oxygène qui se maintient ainsi à un chiffre constamment adéquat aux échanges intimes.

Cette pullulation des érythrocytes s'opère sans que l'on perçoive un trouble sensible dans le rythme pulmonaire ou cardiaque ; la raréfaction de l'air n'est pas assez prononcée pour provoquer de grands changements : elle suffit pourtant à développer les forces digestives et les combustions organiques ; on se sent, par suite, plus léger et plus en train que dans la plaine et des gens paresseux réalisent des excursions dont on les aurait crus incapables.

Indications thérapeutiques

Elles résultent des considérations précédentes : Si l'on ne peut pas faire de la vraie *hypsiatrie* ou médecine des hauteurs proprement dites, on peut faire aux Eaux-Bonnes de la médecine subalpine qui a le premier privilège de n'être jamais nuisible et, en second lieu, jouit d'une réelle efficacité dans nombre d'états morbides ou asthéniques.

Les *débiles*, en effet, et les *convalescents* voient promptement leur appétit renaître, en même temps que leurs forces physiques et morales.

Les *anémiques*, que des raisons médicales ou sociales empêchent de résider en grande altitude, verront néanmoins le nombre des hématies s'accroître et leurs tissus se tonifier. Il est remarquable de constater avec quelle rapidité des enfants, arrivés de la plaine chétifs, pâles et menacés de diverses déchéances, prennent de l'énergie, de l'embonpoint et des couleurs.

Les *dyspeptiques*, si communs parmi les citadins qui font trop bonne chère, sont vite amendés par l'air pur de la montagne, aidé du repos ou de quelques exercices hygiéniques ou de quelques pratiques balnéaires, suivant les cas.

Il en est de même de certains *neurasthéniques* chez qui un isolement relatif, de saines distractions et des promenades en des sites riants et pittoresques secondent efficacement les effets d'un traitement hydrothérapique approprié.

L'*obésité*, au début surtout, peut être arrêtée et la stéatose cardiaque prévenue ou corrigée soit par des exercices et un régime combinés, soit par le procédé d'Œrtel très facile à appliquer.

Le *catarrhe bronchique* ne sera pas guéri par notre altitude subalpine, mais celle-ci complètera l'action si efficace de nos eaux sulfurées sodiques, métalliques, chaudes.

Quant à la *tuberculose pulmonaire*, elle n'est jamais aggravée par les hauteurs intermédiaires, comme elle peut l'être par les hauteurs alpines et supérieures. On peut, dans presque tous les cas, envoyer aux Eaux-Bonnes, non seulement des phtisiques peu avancés, mais encore tous ceux qui offrent encore de suffisants éléments de résistance : ils pourront, sous la surveillance médicale, soit se borner à faire d'excellentes cures d'air, soit, s'il y a lieu, y joindre la cure thermale et obtenir ainsi de meilleurs et plus durables résultats.

CONCLUSIONS

1º Les Eaux-Bonnes se classent dans le groupe des stations subalpines ou intermédiaires ; on peut y suivre les cures climatique et hydro-minérale combinées ou la cure climatique seule.

2º La ville est à l'altitude de 750 mètres seulement, mais des promenades et sentiers dans les forêts environnantes permettent, au besoin, de passer une partie de la journée à 1.000 m., 1.200 m. et plus.

3º La température y est des plus agréables ; la moyenne des quatre mois de la belle saison (juin à septembre) oscille entre 16 et 20 degrés.

4º La station est abritée des vents par une haute ceinture de cimes ; il y règne un grand calme, sauf en quelques rares journées où souffle le vent chaud du sud ou vent d'autan.

5º L'état hygrométrique de l'air est assez élevé ; les moyennes mensuelles de l'été se meuvent entre les divisions 56 et 76 de l'hygromètre à cheveu.

6° Cette humidité, plutôt favorable, n'empêche pas les qualités toniques, départies à l'atmosphère par l'altitude, d'être assez caractérisées pour convenir aux convalescents, débilités, anémiques et à une classe importante de neurasthéniques.

7° La double cure hydro-minérale et climatique est spécialement indiquée, comme prophylactique, chez les enfants délicats, prédisposés aux affections thoraciques.

8° Elle est également indiquée chez les tuberculeux pulmonaires chroniques, à faible réaction et offrant encore une somme d'éléments sains suffisante pour entreprendre la lutte.

Paris. — Imp. Jean Gainche, 15, rue de Verneuil.

PRINCIPAUX TRAVAUX DU MÊME AUTEUR

Lettres médicales sur les Eaux-Bonnes (Basses-Pyrénées), 1875.

Contribution à l'étude de l'hémoptysie dite thermale (médaille de bronze de l'Académie de médecine), 1878.

Nature et traitement hydrologique de la phtisie pulmonaire (médaille d'argent de l'Académie de médecine), 1883.

Indications thérapeutiques de l'eau minérale des Eaux-Bonnes, 1887.

Des diverses méthodes de traitement de la phtisie pulmonaire, 1889.

Sur le traitement hydrominéral des maladies des voies respiratoires chez les enfants, 1890.

De la climatologie des Eaux-Bonnes, 1892.

Les Eaux-Chaudes et leurs eaux minérales (Basses-Pyrénées), 1892.

Les eaux minérales dans l'emphysème pulmonaire, 1896.

Sur l'azote des eaux minérales (rappel de médaille d'argent de l'Académie de médecine), 1896.

Le mal de montagne, 1897.

Du rôle des métaux dans certaines eaux minérales, 1898.

Sur la prétendue absorption cutanée dans le bain 1901.

Composition et rôle des différentes eaux-mères, 1902.

Des altitudes en médecine, 1902.

Des sanatoriums ouverts et fermés, 1903.